AF373779

Les Apothicaires de Metz

Leurs Statuts

PAR

Le Docteur Paul DORVEAUX

*Bibliothécaire de l'École Supérieure de Pharmacie
de l'Université de Paris*

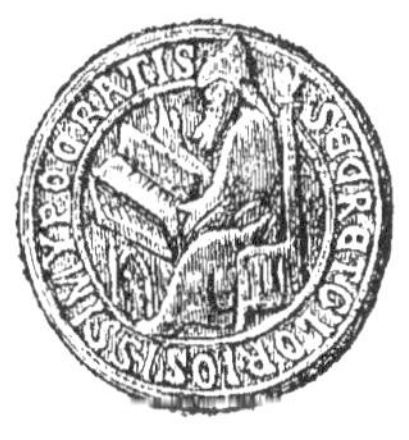

PARIS

HONORÉ CHAMPION

5, QUAI MALAQUAIS, 5

1909

Bibliothèque historique de la France Médicale

Poitiers. — Imp. BLAIS et ROY.

Bibliothèque historique de la France Médicale

Les Apothicaires de Metz

Leurs Statuts

PAR

Le Docteur Paul DORVEAUX

Bibliothécaire de l'École Supérieure de Pharmacie
de l'Université de Paris

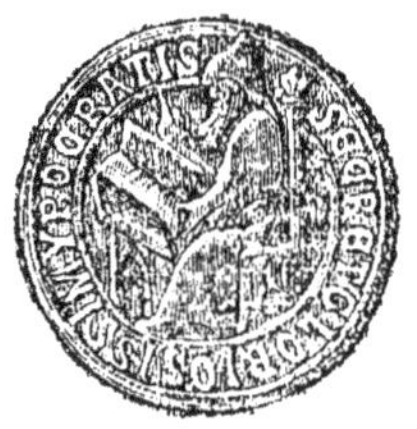

PARIS

HONORÉ CHAMPION

5, QUAI MALAQUAIS, 5

1909

Les Apothicaires de Metz

Leurs statuts [1]

Avant la Révolution, le nombre des pharmaciens établis en France était infime : il s'élevait à 137 pour la capitale (2) et à environ 750 pour la province (3).

Il y avait des apothicaires dans quelques rares bourgs et dans la plupart des villes : dans quelques-unes, à Bourg-en-Bresse, par exemple, la pharmacie était pratiquée par des chirurgiens.

On comptait : 22 officines à Lyon ; 19 à Bordeaux et à Lille ; 18 à Marseille ; 15 à Clermont-Ferrand ; 13 à Nîmes ; 12 à Avignon, à Besançon et à Toulouse ; 11 à Angers et à Montpellier ; 10 à Cambrai, à Orléans, à Rouen, à Valence, à Valenciennes et à Versailles ; etc.

Dans la Lorraine, les apothicaires étaient au nombre de 49, répartis de la façon suivante : 10 à Metz ; 7 à Nancy ;

---

(1) Etude publiée à l'occasion du Congrès de pharmacie qui doit se réunir à Nancy du 26 au 30 juillet 1909.

(2) *Almanach Royal* pour 1791, p. 652.

(3) Ce chiffre de 750 a été établi d'après l'*Etat de la médecine, chirurgie et pharmacie en Europe, et principalement en France, pour l'année 1777*, complété par les monographies de Leclair, de Baudot et de Rambaud sur l'histoire de la pharmacie à Lille, en Bourgogne et en Poitou.

5 à Bar-le-Duc et à Toul ; 4 à Lunéville et à Verdun ; 2 à
Epinal et à Pont-à-Mousson ; 1 à Blamont, à Mirecourt, à
Neufchâteau, à Rambervillers, à Remiremont, à Saint-Dié,
à Saint-Nicolas, à Sarreguemines, à Vézelise et à Vic.

En lisant ces statistiques, on se demande pourquoi il y a
eu si peu d'officines jusqu'au xixe siècle. La réponse est
bien simple. D'abord les paysans étaient trop pauvres pour
réclamer les soins des médecins ou des chirurgiens, et pour
avoir recours aux apothicaires : d'où l'absence de tout per-
sonnel médical dans les campagnes ; ensuite le nombre des
officines était limité dans quelques villes, telles que Stras-
bourg(1) et Nancy(2) ; puis la maîtrise en pharmacie était
difficilement accessible aux candidats qui n'étaient ni fils de
maîtres, ni époux de veuves ou de filles d'apothicaires, témoin
Nicolas du Ruisseau, dont l'échec eut un si grand retentisse-
ment sous le règne de Louis XIV (3) ; de plus, les maîtres
n'acceptaient qu'un seul apprenti à la fois, et encore tous n'en
voulaient pas, car à Lille, en 1758, on comptait seulement
8 apprentis pour 19 maîtres (4) ; enfin, les pharmacies des
couvents faisaient aux officines privées une concurrence
ruineuse.

(1) « A Strasbourg, les pharmacies dont le nombre est fixé à
six, sont un effet dont la propriété est conservée aux héritiers.
Quand ils ne veulent ou ne peuvent les administrer eux-mêmes,
ils les font régir en leur nom par un apothicaire approuvé de la
Faculté. » (*Etat de la médecine pour 1777*, p. 266.)

(2) « Au xviie siècle, le nombre des officines établies à Nancy
était de dix ; au xviiie, il fut réduit à six par décret (*sic*) de
Stanislas en date du 9 avril 1764. » (*Histoire des pharmaciens
de Lorraine*, par C. Husson, Nancy, 1882, p. 25.) — En 1776, il
y avait, à Nancy, en plus des six pharmaciens autorisés : Wille-
met, De la Porte, Humbert, Nicolas, Matthieu et Mandel, « la
veuve du sieur Virion, privilégiée pour les eaux minérales. » (*Etat
de la médecine pour 1777*, p. 420.)

(3) *Factum pour Nicolas Du Ruisseau, apothicaire de la
Grande-Ecurie du Roi (Louis XIV), aspirant à la maîtrise d'a-
pothicairerie, demandeur, contre les Maîtres et Gardes Apothicaires de Paris, défendeurs.* Nouvelle édition conforme à la
première (1673), publiée par le Dr Paul Dorveaux, Dijon, 1903.

(4) Leclair (Edmond). *Histoire de la pharmacie à Lille.*
Lille, 1900, p. 165.

Dans les villes où il y avait trois apothicaires établis, ou davantage, ceux-ci avaient le droit de s'ériger en communauté ; mais ils n'usaient pas toujours de ce droit. Les maîtres de Nevers, par exemple, « ne faisaient point corps (1) », bien qu'ils fussent au nombre de sept. En revanche, ceux de Pontoise, qui étaient trois en tout, avaient formé une communauté qui attirait dans cette ville certains candidats à la maîtrise et leur délivrait, à peu de frais, le diplôme qu'ils n'avaient pu obtenir du Collège de Pharmacie de Paris.

Toutes les communautés de la province étaient régies par des statuts généralement calqués sur ceux des apothicaires de la capitale. Tels les « articles et règlement » des apothicaires de Metz, « faits par les Treize en la justice » de cette ville, le 22 mai 1631, et ainsi conçus :

Articles et Règlement pour les Apoticaires Jurés de la Ville de Metz (2)

Premièrement, que par chacun an, le sixième Décembre, sera faite élection d'un Maître et de deux Jurés à la pluralité des voix, lesquels, en la présence du Corps desdits Apoticaires, prêteront serment pardevant le Lieutenant-Général du Bailliage et Siège Royal de Metz, et, en son absence, pardevant le Lieutenant-Particulier, et ensuite pardevant l'ancien Conseiller dudit Bailliage, de bien et fidèlement garder et faire observer le présent Règlement, sans faveur ni affection de Personne.

II.— Que deux fois l'année, au mois d'Avril et Octobre, toutes les Boutiques des Apoticaires seront vûes et visitées par le Maître et les deux Jurés, lesquels accom-

---

(1) *État de la médecine... pour l'année 1777*, p. 458.

(2) Ces *Articles et Règlement*, « réimprimés à Metz le 2 janvier 1758 », se trouvent dans les Bibliothèques publiques de Metz et de Nancy. Je les ai reproduits d'après une copie faite par mon cousin, l'abbé Nicolas Dorvaux, auteur des *Anciens Pouillés du diocèse de Metz* et lauréat de l'Institut.

pagneront l'un des Docteurs Médecins Stipendiés de ladite Ville de Metz alternativement, pour reconnoître si les Médicamens simples ou composés sont bons et loyaux ; et s'il s'en trouve qui ne soient de la qualité requise, le Délinquant sera amendé de cinquante sols tournois, et s'il récidive, d'amende arbitraire, le tout sur le raport dudit Médecin, du Maître et des deux Jurés, lesquels disposeront du Médicament vicieux, ainsi que bon leur semblera : Pour chacune desdites Visites, chacun Maître sera tenu de payer dix sols tournois à la Boëte desdits Apoticaires.

III. — Qu'ils seront tenus présenter au Maître de l'année l'Apprentif qu'ils voudront prendre, afin de reconnoître s'il est capable de la Langue Latine, pour l'intelligence des Ordonnances des Docteurs Médecins, faire enregistrer et immatriculer ledit Apprentif, lequel, s'il est Fils de Maître, donnera soixante sols tournois à la Boëte, et les autres six livres tournois.

IV. — Que l'Apprentif, rompant son Apprentissage, et s'absentant du logis de son Maître sans cause légitime, sera privé des Lettres d'Apprentissage, permis à son Maître d'en prendre un autre en sa place, sans que l'absent ni autre pour luy puisse répéter aucune chose de ce que le Maître aura reçû ou convenu pour son Apprentissage ; outre sera tenu, ou son Répondant, payer la somme entière accordée pour l'Apprentissage, si tant est qu'il ne le représente dans un mois pour tout délay, après en avoir été, ou son Répondant, averti et admonesté, de retourner achever son Apprentissage, sans qu'il puisse aspirer à la Maîtrise, qu'il ne l'ait achevé au logis de son Maître, si ce n'est qu'autrement y ait été pourvû par Justice.

V. — Déffenses faites de prendre aucun Apprentif rompant son Apprentissage, sans l'aveû et consentement de son premier Maître, auprès duquel il sera tenu se rendre comme s'il n'eût commencé son Apprentissage ;

à cet effet sera de nouveau immatriculé par lesdits Maîtres et Jurés, et le jour de sa Réception cotté, à peine de douze livres tournois d'amende pour la Boëte contre chacun des contrevenans.

VI. — Qu'aucun desdits Maîtres ne prendra aucun Serviteur sortant de la Boutique d'un autre de ladite Ville, sans le consentement de son premier Maître.

VII. — Que nul ne sera reçu à l'Examen de Chef-d'œuvre, qu'il n'ait fait son Apprentissage en ladite Ville l'espace de trois années consécutives, et qu'après icelles il n'ait servi les Maîtres Apoticaires en ladite Ville ou ailleurs l'espace de trois années, excepté les Fils de Maîtres, l'Apprentissage desquels sera de deux années seulement en la Boutique de leur Père ou autres, et le service d'une autre année après ledit Apprentissage, et dont l'Aspirant fera paroître par Lettres et Attestations de son Maître d'Apprentissage et autres.

VIII. — Que l'Examen sera fait par le Maître de l'année, les deux Jurés, et les autres Maîtres Apoticaires qui s'y voudront trouver, auquel les Docteurs Stipendiés présideront; et s'il n'est trouvé capable, sera renvoyé pour, à la fin du Terme qui lui sera préfigé, se présenter de nouveau pour être examiné; et étant trouvé capable, le Chef-d'œuvre lui sera prescrit par lesdits Docteurs, Maître et Jurés, pour le faire et parfaire dans le logis du Maître ou de l'un des Jurés, pour, iceluy bien et dûëment achevé dans le terme qui luy sera prescrit, être reçû et enregistré au nombre des autres Maîtres. Que si le Chef-d'œuvre n'étoit recevable, y sera pouvû ainsi qu'il est porté pour l'examen ci-dessus, et au regard des Fils de Maîtres, auront le choix de faire tel Chef-d'œuvre que bon leur semblera.

IX. — Que lors de la Réception, le Fils de Maître payera à la Boëte, pour le Droit d'Etably, dix livres tournois; celuy qui sera de la Ville de Metz, ou du Ressort du Bailliage de Metz, ou bien qui aura épousé la veuve ou fille de l'un desdits Maîtres, vingt-quatre livres tournois, et le Forain quarante livres tournois ; et, en outre, que chacun desdits Aspirans, soit Fils de Maître ou autre, payera six livres tournois à chacun desdits Docteurs Stipendiés, quatre livres au Maître de l'année, et pareille somme à chacun desdits Jurés, et sans aucun festin ni bûvettes, sur les peines de l'Ordonnance.

X. — Que le fils de Maître, les Forains et autres subiront, après leur Chef d'œuvre, un second Examen sur les Simples qui leur seront montrés en la Ville ou aux champs, et fourniront à la Boëte pour leur Réception et Maîtrise, savoir : le fils de Maître soixante sols tournois ; ceux de ladite Ville et Bailliage, ou qui auroient épousé la veuve ou fille de l'un desdits Maîtres, dix livres tournois, et le Forain vingt livres tournois.

XI. — Que l'Aspirant, ayant satisfait à ce que dessus, sera conduit par le Maître et les deux Jurés, par-devant le Lieutenant-Général, pour la Réception et Prestation de serment pour l'observation des présentes, et, ce fait, sera immatriculé au livre des Maîtres et Jurés, en payant audit Lieutenant-Général la somme de six livres tournois pour tous Droits.

XII. — Que les veuves des Maîtres Apoticaires décédés pourront tenir Boutiques ouvertes, pourvû qu'elles ayent un Serviteur capable, lequel aura pratiqué après son Apprentissage, ce qui sera reconnu par lesdits Docteurs Stipendiés, à charge aussi de subir lesdites deux Visites par chacun an, et de payer pour chacune d'icelle six sols tournois à la Boëte.

XIII. — Défenses à tous Merciers et autres que lesdits Apoticaires, de vendre ni débiter aucun Médicament composé, mais bien des Simples, comme Rhubarbe, Senné, Jalap et autres, à peine de dix livres tournois d'amende en cas de contravention pour la première fois, et du double pour la seconde.

XIV. — Défenses aussi à tous Opérateurs, Empiriques et autres semblables, d'exercer la Pharmacie, vendre ni exposer aucun Médicament simple ou composé, sans permission de Justice, et qu'ils n'ayent été visités par le Maître et Jurés, et les Docteurs Stipendiés, si bon leur semble, à peine de dix livres tournois d'amende, aplicable à la Boëte, et où ils seroient trouvés bons, leur sera permis de les vendre et débiter dans un certain temps, qui leur sera prescrit par le Lieutenant-Général, et non autrement.

XV. — Deffenses en outre, sur pareilles peines, aux Chirurgiens de faire ni exposer aucun Médicament altératif ni purgatif dépendans de la Pharmacie, comme Potions, Juleps, Bolus, Tablettes, Opiates, Poudres, Electuaires, Sirops, Clistères ou autres semblabies, si ce n'est que lesdits Médicamens ayent été préparés en la Boutique desdits Maîtres Apoticaires.

XVI. — Que lesdits Apoticaires ne pourront vendre aucune espéce de Poison sans permission expresse dudit Lieutenant-Général, à peine d'amende arbitraire ou de punition corporelle.

XVII. — Que les Assemblées et Convocations du Corps se feront par l'autorité du Maître et ministère du Doyen ou dernier reçû, ou bien par le Commis du Maître, et seront les Maîtres qui n'auront excuses légitimes, tenus de s'y trouver, à peine de cinq sols tournois d'amende, applicable à la Boëte.

XVIII. — Que les Deniers de la Boëte seront employés pour subvenir aux frais et nécessité du Métier, et demeureront ez mains du Maître Juré, lequel sortant de charge, en rendra compte en présence du Corps des Apoticaires, particulièrement en la présence des quatre Jurés Anciens et Nouveaux, le jour de la Création d'iceux, et mettra le même jour la Boëte et le reliquat de son Compte ez mains du nouveau Maître son Successeur.

Collationné, HUET.

L'an mil six cens quarante-trois, le dix-huitieme jour de May, fut le présent signifié et baillé copie à Maître Jean Dudon, Chirurgien du Corps des Chirurgiens de cette Ville de Metz, et à Lambert Fribourg Juif (1), en leurs domiciles, parlant à leurs Personnes, et à eux fait commandement de s'y conformer, sur les peines y contenuës, par moy Huissier en Parlement soussigné.

J. BRUSSAULT.

Et le vingtième desdits mois et an, fut aussi le présent signifié et baillé copie au sieur Esprit Gobinaux, s'eur de Montluisant, et à Paul Modera, en leurs domiciles, parlant à leurs Personnes, et à eux fait commandement d'y satisfaire, par moy Huissier susdit et soussigné.

J. BRUSSAULT.

Ces statuts, imprimés pour la première fois en 1643, furent réimprimés, le 2 janvier 1758, par Joseph Antoine, typographe, à Metz « Place des Charrons, au Bureau Général du Tabac ». Dans cette nouvelle édition, ils sont précédés du préambule suivant :

Louis, par la grâce de Dieu, Roy de France et de Navarre : Au premier des Huissiers de notre Cour de Parlement de Metz, ou autre notre Huissier ou Sergent sur ce requis. Salut. Comme cejourd'huy, Vû par notre-dite Cour la Requête présentée par les Maîtres Apoticaires de ladite Ville de Metz, à ce qu'il luy plaise homologuer et autoriser les Statuts et Règlemens ci-devant faits par les Treize en la Justice de Metz, avant

---

(1) Avant la Révolution, il y avait à Metz des médecins juifs : ils étaient principalement attachés à leur nation, et par tolérance, ils exerçaient la médecine dans cette ville. (*État de la médecine pour 1777*, p. 134.)

la suppression d'iceux (1), le 22 May 1631, pour être gardés et observés par lesdits Maîtres et ceux qui seront ci-après reçûs à ladite Maîtrise, sur les peines y contenuës ; lesdits Statuts et Conclusions de notre Procureur-Général. Tout considéré : Notre-dite Cour a ordonné et ordonne que les Statuts et Règlemens ci-après insérés, concernant les Apoticaires de la Ville de Metz, seront gardés et observés par provision, et jusqu'à ce qu'autrement en ait été ordonné, sous les peines y contenuës. Si te mandons et ordonnons le présent Arrêt ait son entière exécution de point en point, selon sa forme et teneur, de ce faire te donnons pouvoir. Donné en notre-dite Cour de Parlement de Metz, séant à Toul (2), le quatorzième jour du mois de Mars, l'an de grâce mil six cens quarante-deux, et de notre Règne le trente-deuxième.

Collationné, Huet.

Noms de Messieurs les Maitres Apoticaires de la Ville de Metz (1758).

Pierre Peltre, *Syndic*, reçû le premier Octobre 1744.

Jean Marly, *premier Juré*, le trente-un Décembre 1749.

Jean-Pierre Dusoleil, *second Juré*, le 14 Mars 1750.

François Bécœur, *Père*, le dix-sept Novembre 1714.

François Arnoult, le vingt-cinq Novembre 1738.

---

(1) « La justice ordinaire dans la République Messine était représentée par les Treize et les Comtes des paroisses. » (Klipffel. *Les Paraiges messins*. Metz, 1863, p. 57). — « Au mois d'août 1634, Louis XIII signa un édit portant suppression de la juridiction du Maître-Échevin, du Conseil et des Treize de Metz. » (*Histoire du Parlement de Metz*, par Emmanuel Michel. Paris, 1845, p. 40.)

(2) Le Parlement de Metz, créé en 1633 par Louis XIII, fut, en 1637, pour cause de disgrâce, transféré à Toul, où il séjourna pendant 22 ans.

Jean-Baptiste Bécœur, le premier Décembre 1738.

Jean-Pierre Alexandre, *Stipendié*, le 24 Fév. 1739.

Jean Guichard, *absent*, le neuvième Mars 1745.

Pierre Bécœur, *absent*, le vingtième Avril 1750.

Jean-Baptiste Thirion, *Doyen*, le 9 Décembre 1750.

Quelques-uns de ces maîtres apothicaires nous sont connus.

Pierre Peltre est le petit-fils de ce Jacques Peltre qui soutint, à Metz, le 14 juin 1677, une thèse de pharmacie, que j'ai publiée en 1900 (1). Fils et petits-fils d'apothicaire, il tenait boutique ouverte « en Fournirue (2) ».

François Bécœur est le père de Jean-Baptiste Bécœur, né en 1718, mort en 1777, qui fut le plus illustre des membres de cette famille d'apothicaires distingués. Son cabinet de zoologie attirait chez lui tous les étrangers de distinction qui passaient à Metz. Bécœur fils a inventé, pour la conservation des dépouilles d'animaux, un produit dont la formule figure encore dans l'*Officine* de Dorvault, sous le nom de « Savon arsenical de Bécœur ».

Alexandre était « maître-apothicaire sous les arcades de la place Saint-Louis (3) ».

Quant à Thirion, il demeurait rue du Faisan. Il fut « démonstrateur royal de chimie », « apothicaire-major de l'hôpital militaire » et membre de l'Académie de Metz (4). Il eut comme élève le savant géologue Dolomieu (5), alors officier au régiment des Carabiniers, à Metz, et comme apprenti l'illustre aéronaute Pilâtre de Rozier, qui périt d'une façon si tragique en 1785 (6).

Les officines de Metz étaient tenues, en 1776, par Hillaire, Peltre, Bécœur, Thirion, Marly, Dusoleil, Capiomont, Bil-

---

(1) *Société syndicale des Pharmaciens de la Côte-d'Or.* Bulletin nº 19. Dijon, 1900, p. 99.

(2) *Metz : documents généalogiques*, par l'abbé F.-J. Poirier. Paris, 1899, p. 493.

(3) *Metz*, par l'abbé Poirier. p. 3.

(4) Fleur (E.). *Table générale des Mémoires de l'Académie de Metz.* Metz, 1908, pp. 107, 139, 146, 149.

(5) *Journal des Mines*, t. XI, p. 226, Paris, an X de la R. F.

(6) Bégin (Emile-Auguste). *Biographie de la Moselle.* t. III, p. 465, Metz, 1831.

lote, Albert et la veuve Arnould (1). Elles sont restées au nombre de dix jusqu'à la Révolution; depuis, leur chiffre s'est accru peu à peu, si bien qu'en 1868 il avait plus que doublé (2).

De tout temps, la pharmacie a été dignement représentée à Metz, et le pays messin a possédé ou produit des pharmaciens remarquables, tels que les Peltre, les Bécœur, Thirion, Pilâtre de Rozier (3), Muller, les Sido, Jeanmaire (4), Bonaventure, Goitton, Gannal, Terquem, Dieu, Krémer, Capiomont (5), Géhin, Koch, Gury, Humbert, etc. Je ne fais que mentionner ces illustres compatriotes, à qui j'ai consacré quelques notes dans une brochure publiée en 1894 (6). Il est bon, je crois, de rappeler leur souvenir à l'occasion de ce Congrès de Pharmacie, qui va se tenir sur le vieux sol de la Lorraine.

(1) *État de la Médecine... pour l'année 1777*, p. 433.

(2) En 1868, on comptait, à Metz, 12 pharmaciens de 1re classe (Auburtin, Ay, Barbier, Cabasse, Daubrée, Dumagnou, Engel, Fieffé, Géhin, Gury, Pont et Vannesson) et 10 pharmaciens de seconde classe (Artissou, Claude, Delahaye, Miltgen, Petit, Pierre, Richard, Rosman, Thomas et Winsback). Cf. *la Moselle administrative*, par Édouard Sauer, 7e année, 1868, p. 65.

(3) Pilâtre de Rozier fut « premier apothicaire du prince de Limbourg. » Cf. *Observations sur la Physique*, par l'abbé Rozier, t. XVI, p. 381, novembre 1780.

(4) Jeanmaire, « maître en pharmacie à Metz », est l'auteur d'un « Mémoire analytique sur l'eau minérale de Jarville, près Nancy », publié dans le *Journal de Physique*, par J.-C. Delamétherie, t. LVIII, p. 169-180, ventôse an XII (mars 1804).

(5) Dieu, Krémer et Capiomont figurent dans l'ouvrage intitulé : *Travaux scientifiques des Pharmaciens militaires français*, par A. Balland. Paris, 1882, pp. 17, 32, 52.

(6) Dorveaux (Paul). *Inventaire de la pharmacie de l'Hôpital Saint-Nicolas de Metz* (17 juin 1509). Paris et Nancy, 1894, p. 18.

Poitiers.— Imp. Blais et Roy, 7, rue Victor-Hugo.

9 782329 497211